AF482253

COMO LOGRAR UNA EXPERIENCIA DE VIDA SIN LIMITACIONES

VICTOR MANUEL ARREOLA C.

BARKER ❋ JULES®

BARKER & JULES®

COMO LOGRAR UNA EXPERIENCIA DE VIDA SIN LIMITACIONES

Edición: Mariana González | BARKER & JULES™
Diseño de Portada: Paulina López | BARKER & JULES™
Diseño de Interiores: Paulina López | BARKER & JULES™

Primera edición - 2022 D. R. © 2022, Victor Manuel Arreola C.

I.S.B.N. Paperback | 979-8-88691-986-8
I.S.B.N. Hardback | 979-8-88691-987-5
I.S.B.N. eBook | 979-8-88691-985-1

Derechos de Autor - Número de control Library of Congress: 1-12038867051

BARKER & JULES, LLC
500 Broadway 606, Santa Monica, CA 90401
barkerandjules.com

COMO LOGRAR UNA EXPERIENCIA DE VIDA SIN LIMITACIONES

VICTOR MANUEL ARREOLA C.

BARKER & JULES

Agradecimiento

Primeramente quiero agradecer a mi creador, el todopoderoso, el creador de la vida, a mi familia, a mi esposa, hijo e hija, también quiero dedicar este material a una persona muy especial que siempre se mostró al mundo con los brazos abiertos; José de Jesús como muchos le decíamos "Chuyito." Una persona que físicamente ya no está con nosotros pero su esencia natural seguirá presente.

Su amor por la vida, su sencillez y nobleza hacia los demás dejó un legado en las vidas de quienes lo conocieron. Sin duda nos dejó una enseñanza de cómo vivir la vida sin limitaciones, sin poner en contexto el qué dirán, el qué pensarán de mí, el ser una persona libre en su interior, libre de todo aquello que nos limita alcanzar grandes metas. Un día antes de dejar este mundo Chuyito logró uno de sus grandes propósitos, ganar una medalla en el deporte de levantamiento de pesas. Él luchaba por todo lo que se proponía hasta alcanzarlo.

Siempre buscaba poner una sonrisa en los demás, haciendo hasta lo imposible por ser aceptado tal como él era, con sus defectos y limitaciones, pero también con su grandeza de ser humano que lo caracterizaba y hacía diferente a los demás.

El día de su funeral su familia y amigos compartieron de cómo él dejó un recuerdo para siempre en sus vidas. Esto me hizo reflexionar que si todos fuéramos como fue Chuyito, el mundo sería diferente, para él no había maldad, rencor ni odio, él solo quería ser feliz y vivir la vida a su máximo rodeando de su familia y amigos.

El hacer feliz a otras personas lo llenaba de satisfacción interior, su papá, mamá, hermanas, familia y amigos eran todo para él, definitivamente él supo vivir la vida al máximo con sus altas y bajas. No podemos negar que también experimentó sentimientos y emociones como todo ser humano, aprendió en la vida a sonreír, llorar, experimentar el enojo y el rencor pero él no se quedaba ahí porque lo más importante para él sin duda era el amor, el perdón y el servir a los demás. Estas eran solo algunas de sus cualidades que lo hacían diferente a todos.

El, a sus 33 años de edad dejó un legado y una enseñanza para la humanidad y es por eso que quiero dejar un poco de su historia en estas letras, Chuyito no murió simplemente se transformó en lo que realmente somos cada uno de nosotros y algún día compartiremos esa misma transformación.

Su misión fue servir a los demás y ser feliz.

RIP José de Jesús Arreola (Chuyito)

+

7/24/1989 – 8/07/2022

Arreola Professional Services INC.
DBA: Publicaciones VMA
Rialto, Ca. 92376
Victormanuelarreola.com

Por siglos la humanidad se ha dedicado a la búsqueda de algún método para alcanzar la eterna felicidad.

Día a día corre de un lugar a otro sin saber lo que realmente está buscando, piensa y da por cierto que la felicidad lo es todo, y está dispuesta hasta dar la vida por alcanzarla.

Es necesario entender que hay una diferencia entre **Felicidad y Bienestar Psicológico Emocional.**

Desarrollar y tener un **Bienestar Psicológico Emocional** le permite a la persona tener una capacidad de crecimiento personal más fuerte, donde la persona muestra señales de una actitud positiva a pesar de las circunstancias o situaciones que esté pasando.

Cuando la persona desarrolla este nivel de conciencia se siente bien, está tranquila, y sabe que tiene el control de sus emociones y es capaz de hacer frente a las presiones del día a día, siendo la base para lograr una vida sana, feliz y plena.

El bienestar psicológico emocional es la clave para poder superar toda limitación psicológica-mental. El pobre entendimiento de lo que en realidad somos los seres humanos no permite a la persona poder experimentar una vida llena de gozo. Pero cuando se abres a este entendimiento, al mismo tiempo se está abriendo al crecimiento y desarrollo personal permitiéndole establecer nuevas relaciones efectivas y satisfactorias, con los demás y consigo mismo, especialmente con sus propios pensamientos.

La Felicidad o el sentirse feliz es un estado de ánimo mental temporal, es solo una más de todas las emociones y sentimientos que los seres humanos experimentamos durante nuestra vida, como son: la tristeza, la soledad, la rabia, el desánimo, el coraje, la paz, el amor, la tranquilidad, etc.

Todas estas emociones y sentimientos son necesarios para los seres humanos. Sin ellos no podríamos vivir al máximo esta experiencia tan maravillosa que le llamamos vida. Aunque la eterna felicidad solo existe en historias de cine, televisión y cuentos infantiles.

Con esto no quiero decir que estamos llamados a vivir infelices. Alcanzar un mejor estilo de vida es posible siempre y cuando estemos dispuestos a cambiar los paradigmas que hemos dado por cierto hasta hoy.

Es necesario para la humanidad descubrir y abrirse a una nueva forma de cómo vivir la vida en plenitud con sus altas y bajas, alegrías y tristezas. Cambiar la forma de pensar que los seres humanos vinimos a este mundo a sufrir para merecer algo, sino al contrario todo ser humano tiene el derecho de vivir una vida llena de amor, paz y prosperidad.

 Todo lo que nos pasa en la vida es solo parte de la experiencia humana que nos toca vivir como individuos.
Desde la infancia se nos enseña un sin fin de paradigmas, métodos, ideas, teorías y mentiras sobre la felicidad. Por ejemplo: es necesario tener millones en cuentas bancarias, propiedades por todo el mundo, carros último modelo o tener todo lo material que deseas para poder ser feliz.

Unos de los paradigmas más importantes que debemos cambiar para lograr una experiencia de vida en plenitud llena de satisfacción y sin limitaciones aquí en la tierra es que necesitamos ser conscientes de cuál es nuestra verdadera esencia, cuál es nuestra misión y para qué fuimos traídos al mundo, en otras palabras darle un verdadero propósito a nuestra existencia.

Descubrir cómo es que nos relacionamos los seres humanos y como tú eres el creador de tu propia historia. Comprendiendo esto anterior mencionado te llenará de un nuevo entendimiento y te guiara a buscar nuevas formas de vivir.

El coaching de superación personal de la experiencia humana y junto a los estudios y descubrimientos de la neurociencia hechos por doctores, psicólogos y científicos te conducirá a tener un claro entendimiento a lo antes mencionado.

He tratado de escribir este material en una forma sencilla, práctica y corta porque no es necesario ser psicólogo o tener maestrías para poder comprender el funcionamiento de tú cerebro, mente, pensamientos y emociones.

Recuerda depende de cómo sea tu relación con tus pensamientos así será tu experiencia de vida con los demás y con el mundo que te rodea.

Te invito a entrar y conocer
el mundo donde comienza
nuestra experiencia humana.

Cerebro y Mente.

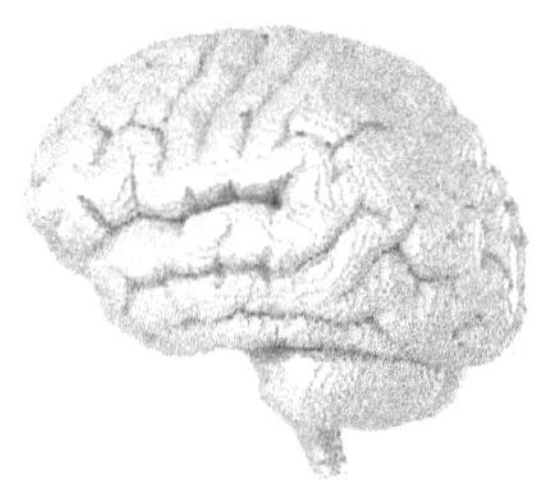

YO NO SOY
EL QUE TÚ PIENSAS QUE SOY YO,
PORQUE YO,
SOY EL QUE PIENSA

Índice

1.- ¿PORQUE NADIE ME LO DIJO ANTES?

Tal vez al leer este libro te identifiques con él, puede ser que en este momento te encuentres en depresión, ansiedad, sin ánimo de vivir, con miedo o con niveles muy altos de ansiedad.

Reconocer que la vida no tiene nada en contra tuya, porque somos nosotros quienes damos por verdad absoluta de que los problemas o situaciones son más grandes que nuestra grandeza.

No hay problema o situación más grande que tú, dependiendo de lo que estés dando por cierto desde tu pensamiento le das vida a esas situaciones, porque así lo percibe el cerebro. Es por eso que no hay nada malo en nosotros, todos esos pensamientos de culpa, miedo, depresión, ansiedad o estrés te llevan a experimentar emociones y sentimientos pero son solo propuestas de nuestro cerebro, el que decide creerlas como verdad eres tú.

La inconformidad que sientes con la vida te está creando una situación de búsqueda por algo más y eso es muy importante notarlo. Ten presente que no estás solo, miles de personas están en este momento en la misma situación que tú y eso mismo fue lo que me llevó a buscar una nueva forma de vivir la vida.

Cuando más confundido y frustrado me encontraba sin poder encontrar una sola solución a mis problemas, cansado de arrastrar un sin límite de culpas de mi pasado, frustrado por no poder alcanzar la felicidad y después de haber agotado todas mis fuerzas yo solo pensaba que ya no había más por hacer, cuando de pronto desde dentro de mi interior surgió un pensamiento de lucha y me dije "tiene que haber algo más no me puedo dar por vencido" fue entonces cuando comencé a buscar en el internet métodos de superación personal, fue ahí donde comenzó la magia.

El coaching de transformación personal de los tres principios dio un giro total a mi vida, me llevó a descubrir quien en realidad soy, mi verdadera identidad y como funciono como ser humano, comprendí que depende de la relación que yo tenga con mis pensamientos yo mismo estoy creando mi propia experiencia de vida.

¿Por qué no me enseñaron que hay una forma diferente de vivir la vida?

Creo que no es tiempo de juzgar al pasado, es tiempo de cambiar el presente y buscar lo que ha estado oculto.

Es por eso que no me detuve ahí y decidí continuar la búsqueda, me encontré con grandes psicólogos, doctores y maestros que enseñan y estudian la materia sobre el funcionamiento de los seres humanos, me refiero a la neurociencia.

Todo este conocimiento trajo un nuevo comienzo a mi vida y mientras más aprendía más claridad llega a mi vida. Comencé a mirar a mí alrededor y me di cuenta de cómo las personas van por la vida como zombis sin saber lo que buscan. Fue aquí que decidí escribir este material y poner su contexto en una forma fácil de entender y compartirlo al mundo para que cada vez más y más personas descubran su potencial interior, alcancen sus metas y tengan un mejor estilo de vida.

Quiero que tengas en mente que lo que te propongo en este material no se trata de religión o secta, es una invitación a entrar, descubrir, analizar y entender los varios comportamientos del ser humano, partiendo desde sus pensamientos, emociones y por supuesto sin dejar afuera su espiritualidad.

Darle un verdadero y nuevo sentido a la vida te llevará a mirar al mundo de diferente perspectiva liberándote de muchas ideas erróneas.

No tengo la menor duda de que tú puedes alcanzar lo que deseas en la vida solo necesitas proponérselo a tu mente. Porque así como a mí me ayudó sé que será de gran ayuda para todo el que esté dispuesto a cambiar las reglas del juego, en otras palabras a estar dispuesto a dejar de ser la ficha del juego y convertirse a ser el jugador de su propia historia.

Esta propuesta que te comparto es una forma práctica y sencilla de vivir y entender la vida creando una mejor experiencia humana sin limitaciones, sin tomar nada personal, recuerda la vida no está en tu contra solo depende de cómo tú te relaciones con las diferentes situaciones así será esa experiencia.

La vida tiene sus altas y bajas esto no lo podemos negar pero siempre habrá una luz al final del túnel, la noche no dura 24 horas y después de una tormenta siempre las nubes se dispersan. No importa lo que estés pasando ahora todo es temporal ya sea algún problema personal, emocional, financiero o enfermedad.

Tenemos grandes ejemplos de personas que a pesar de las circunstancias en que vivían lograron salir vencedores de esas situaciones y tú no serás la excepción.

Por ejemplo Viktor Emil Frankl un neurólogo, siquiatra, filosofo, escritor y sobreviviente al holocausto en la segunda guerra mundial. A pesar de la difícil situación que le tocó vivir él nunca se dio por vencido.

Las de frases de Viktor E. Frankl tienen mucho sentido para el que busca una forma nueva de vivir.

Nuestra mayor libertad humana es que,
a pesar de nuestra situación
física en la vida,
siempre somos libres de escoger
nuestros pensamientos.

Cuando no podemos cambiar una situación,
tenemos el desafío de cambiarnos
a nosotros mismos

Viktor frankl

Desde nuestra infancia se nos ha programado a vivir un estilo de vida lleno de mentiras cargando una lista de ideas erróneas que nos limitan a tener una experiencia de vida en plenitud. Se nos enseñó a buscar la felicidad en lo exterior cuando el verdadero bienestar viene de adentro de nosotros, de nuestro interior espiritual.

La humanidad necesita abrirse a la búsqueda del bienestar interior el cual le llevará al entendimiento del verdadero propósito de la vida.

El cerebro del ser humano, donde se genera la magia de la experiencia humana, ahí donde habita nuestra mente, la cual su trabajo es dar vida a los pensamientos.

Es ahí donde comienza tu experiencia humana y todo depende

de cómo tú te relaciones con tus pensamientos se van crear un grupo de sentimientos y emociones que tendrán una reacción en tu cuerpo, es precisamente ahí donde cada individuo crea su experiencia de vida personal.

No hay otra forma de crear la experiencia de vida porque los seres humanos nos relacionamos por medio de pensamientos, dependiendo de tu relación que tu tengas con ellos, tú y solo tú serás el creador de tu propia experiencia de vida.

En otras palabras tú eres el único creador de tu historia, nadie puede cambiar la forma de ver la vida más que tú.

Las cosas o situaciones de afuera no tienen ningún efecto en ti si tú no les das el permiso.

El más grande error de los seres humanos es creer qué hay algo mal dentro de nosotros que debe ser corregido, cuando lo único que debe ser corregido es como nos relacionamos con nuestros propios pensamientos.

Ahora la gran pregunta es:

¿Por qué nadie me lo dijo antes?

Creo que nunca es tarde para comenzar así que prepárate a cambiar grandes paradigmas que aún no sabes que los sabes y los has dado por verdad.
Uno de los más grandes errores del ser humano es no reconocer que nos hemos equivocado y que a veces tomamos decisiones incorrectas pero en su momento pensamos que era el único camino.

No juzguemos nuestras decisiones del pasado porque no tiene sentido volver ahí, la vida no te juzga por lo que hiciste o dejaste de hacer, eres tú el que te pones en juicio a ti mismo, la vida no es complicada si no que nosotros la hacemos complicada, ahora es el momento de actuar, de enderezar lo que esta torcido y comenzar una vida llena de bienestar.

Te invito a que juntos entremos a un nuevo mundo donde encontrarás tu eslabón perdido.

El error más grande de los seres humanos
fue querer separar lo humano de lo espiritual,
lo cual fue imposible.

No puede haber experiencia humana
si no tenemos un cuerpo y un espíritu.
Más sin embargo un eslabón
lo puede volver a unir todo.

El espíritu y la materia son necesarias
para lograr una experiencia de vida humana

Una vez que el espíritu deja la materia
regresa a su esencia pura.
Espíritu

2.- ESTAR DISPUESTOS A REAPRENDER.

. ¿A qué me refiero cuando menciono el estar dispuestos a reaprender? el diccionario de la lengua española dice: la palabra *"reaprender"* viene del latín reprehenderé y significa ***"corregir, llamar la atención desaprobando un hecho."***

Precisamente eso es lo que necesitamos hacer, corregir lo que se nos enseñó por muchos años y que muchas veces ni siquiera somos conscientes de que estamos validando esa idea que se nos impuso desde nuestra infancia.

Ahora es tiempo de reaprender a vivir la vida con otra perspectiva con otras ideas nuevas. Es necesario liberarnos de todas esas cosas que nos limitan de poder tener un mejor estilo de vida y alcanzar un alto bienestar psicológico.

Poco a poco iras descubriendo todas esas ideas que has dado por verdad, pero son solo eso "ideas" y las has validado haciéndolas como una verdad absoluta.

Por ejemplo: El tener un nivel de vida social distinguido para que la sociedad te respete o tener una carrera profesional para lograr la felicidad. El pensar que somos malos y necesitamos sufrir para merecer algo bueno en este mundo. Todo esto antes mencionado es solo una lista de ideas que no permiten a la persona a alcanzar su máximo potencial.

Es necesario cambiar estos paradigmas que no nos llevaban a ningún lado porque lo único que hacen es llenarnos de limitaciones haciendo creer que la vida debe de ser un caminar lleno de dolor y sufrimiento.

Cambiar algunos paradigmas puede ser un poco difícil para muchos pues tener que enfrentarse con sus propias ideas, cultura, religión o dogmas puede crear un conflicto interior en la persona, ya que por mucho tiempo se ha dado por verdad absoluta cada una de ellas.
Entonces puede ser que te preguntes:

¿Cómo comenzar a reaprender?

Primeramente, tienes que reconocer que cada una de ellas son solo eso, ideas o creencias que nuestros antepasados por ejemplo: padres, abuelos, etc. nos enseñaron e impusieron como verdad única, es bueno estar conscientes de que a ellos también alguien se las impuso y ellos no se dieron cuenta de ello. Así que no tenemos que reprocharles a ellos porque eso fue lo que se les enseñó.

Y por lo tanto eso te enseñaron y tú lo has validado como cierto por todo este tiempo y han sido tu verdad absoluta hasta hoy.

No trates de cambiar todo de un momento a otro ni confrontar esas creencias o ideas. Puede ser que te lleve un poco de tiempo reflexionar y descubrir cuál es la verdad para ti. Tomate todo el tiempo que sea necesario.

Cada ser humano es un ser único y por lo tanto mi realidad puede ser que no sea la tuya. Lo único que tienes que hacer es estar dispuesto a abrirte a un nuevo entendimiento y que tú poco a poco vayas identificando cada una de ellas.

Ponlas en juicio y descubre si ellas te ayudan a crecer como ser humano o te están limitando a poder tener una mejor experiencia de vida.

Este es un gran paso que has dado hasta hoy, tan solo darte la oportunidad de analizar cada una de ellas es un gran reto que irás logrando poco a poco, muchos ni siquiera nos dábamos cuenta que teníamos tantas ideas, creencias y tabús en nuestras vidas.

Recuerda el pez no se da cuenta de que vive en el agua, sino hasta que lo sacan de ella.

Así nosotros, no sabíamos que había una forma diferente de vivir sino hasta que alguien tuvo el valor de abrir la puerta a la sabiduría del ser humano.

> **El cerebro del ser humano tiene la capacidad de adaptarse a nuevas situaciones o estilos de vida, gracias a su neuroplasticidad.**
>
> La OMS (1982), define el término neuroplasticidad como la capacidad de las células del sistema nervioso para regenerarse anatómica y funcionalmente, después de estar sujetas a influencias patológicas ambientales o del desarrollo, incluyendo traumatismos y enfermedades

Te pido que tomes un tiempo de reflexión y con las siguientes preguntas identifiques cuáles son esas ideas, creencias, tabúes o historias que has validado y las has dado por verdad absoluta en tu vida hasta hoy.

Tomate el tiempo necesario para contestar estas preguntas desde tu ser interior, trata de razonar cada una de ellas.

1.- ¿Qué fue lo que se te enseñó desde niño que a veces te cuestionas tú mismo si es verdad?
2.- ¿Qué tan dispuesto(a) estas para cambiar los paradigmas en tu vida?

3.- ¿Recuerda cuáles experiencias han marcado tu vida para bien o mal?

4.- ¿Hay alguien o algo que te lastimó en tu infancia?

5.- ¿Los recuerdos de esa experiencia han marcado tu vida?

6.- ¿Piensas que el pasado definirá tu futuro?

7.- ¿Estás conforme con tus metas y experiencia de vida?

8.- ¿Cuáles son tus temores en la vida?

9.- ¿Qué metas te gustaría alcanzar?

10.- ¿Qué te limita para alcanzar tus metas.

Te pido que después de cada capítulo regreses y te hagas estas mismas preguntas, quiero que te des cuenta como cada una de ellas irán cambiando tu forma de pensar.

3.- ESTAR VERDADERAMENTE PRESENTE.

Estar verdaderamente presente es vital para poder tener un mayor provecho de este material, este no es un libro para leer solamente sino para profundizar todo su contenido.

¿Te ha pasado que a veces vas en el automóvil conduciendo y a la misma vez vas pensando en otras cosas que tienes que hacer?

Estas en todas partes menos conduciendo el automóvil, como si el automóvil estuviera en piloto automático y ya supiera para dónde quieres ir has llegado a tu destino y ni siquiera te diste lo que pasaba a tu alrededor?

Eso mismo nos pasa a todos, estamos pensando en cosas del pasado o del futuro, estamos corriendo mentalmente para todos lados como si nuestra brújula no funcionara y nos olvidamos de un detalle muy importante: El presente, el ahora, lo pasamos por desapercibido, y mañana sufriremos porque lo estaremos añorando.

Desafortunadamente esta forma de vivir se nos ha convertido en un ciclo vicioso y muchos ni nos damos cuenta de esto.

Durante la era industrial se promovió que las personas fueran multi-task, esto quiere decir: tener la habilidad de hacer dos o más cosas a la misma vez, se nos hizo creer que desarrollar esta habilidad era tener un buen desarrollo mental. El cual es totalmente falso.

Un ejemplo más: cuando decides prepararte una taza de café mientras calientas el agua y pones el café en la taza, por tu mente pasan varios pensamientos, estas en otro lugar mentalmente, menos presente en prepararte tu taza de café, así estamos acostumbrados todos, a hacerlo todo en automático.

Ahora mismo puedes estar leyendo este libro y al mismo tiempo estar pensando en algo que no hiciste o que tienes que hacer más tarde.
 La humanidad se preocupa por vivir en el pasado, en lo que no hizo o debió de haber hecho, recordando algo que ya paso y no es relevante con el presente, esto muchas veces llevará a la persona a la depresión.

Otro tipo de personas puede ser que vivan preocupadas por el futuro llenándose de ansiedad.

Nuestro cerebro procesa unos 60,000 pensamientos al día y más del 90 por ciento son repetitivos y alrededor del 80 por ciento de ellos son pensamientos negativos.

Es por eso que resalto mucho el estar verdaderamente presente y no dejarnos llevar por esa cantidad de pensamientos que nuestro cerebro nos manda.

EL AYER ES HISTORIA,

EL FUTURO ES UN MISTERIO,

PERO EL HOY ES UN REGALO

¡POR ESO SE LLAMA PRESENTE!

OOGWAY.

El presente (regalo) lo pasamos por desapercibido por estar en todas partes menos en el aquí y ahora.

Te invito a que practiques el estar verdaderamente presente. Hoy cuando platiques con alguien deja de hacer lo que estés haciendo y ponle toda tu atención, quédate con esa persona ahí el cien por ciento me refiero a dejar de vagar con tus pensamientos.

Los seres humanos pasamos recordando el pasado y deseando el fututo esto nos lleva a que experimentemos sentimientos de depresión y estrés en cambio del presente ni nos damos cuenta de él.

Recordar el pasado o pensar en el futuro no es malo solo que corremos el riesgo de que estos pensamientos y emociones se vuelvan crónicas sin darnos cuenta y terminemos dependiendo de farmacéuticos y antidepresivos.

Por supuesto esto es un gran negocio para las grandes corporaciones farmacéuticas les gustaría que tú llegaras a este punto de depender de ellos porque ahí está el negocio millonario para ellos.

Tan solo en la pandemia del covid-19 provoco un aumento del 25% de ansiedad y depresión en todo el mundo.

Voy a pedirte que por un momento pongas un ALTO A EL CORRER DE TU DÍA A DÍA y te regales unos minutos para ti, el mundo no se va a detener porque tu no estas corriendo tras de él, la humanidad seguirá su rumbo de esto no te quede la menor duda. Ponle un freno a tu correr de pensamientos y observa tu presente.

Te invito a poner todas esas cosas que tú les llamas preocupaciones por un momento a un lado. Toma un tiempo para vivir tu presente, tu ahora, respira profundamente y date cuanta de todas las personas que está a tu alrededor, despeja tu mente de toda preocupación esto te dará más claridad para tomar mejores decisiones en la vida.

Cuando vivimos en automático
nos alejamos de nuestro presente,
Y cuando ya no lo tenemos
añoramos por regresar ahí.
No llores por el pasado,
Ni tampoco añores el futuro,
Vive el presente ahora que puedes
no busques más lo que no has perdido
disfruta el regalo más grande que te fue dado
La Vida
disfrútala ahora que la tienes.
Aun con sus altas y bajas

4.- ENCONTRARTE CONTIGO MISMO

El encontrarte contigo mismo es muy importante para el bienestar psicológico y muchas veces ahí comienza toda la confusión del ser humano, te pido que reflexiones las siguientes preguntas

¿Cómo puede una persona decir amar a otra persona si no se ama a sí mismo?

¿Cómo puedes cuidar de alguien si no cuidas de ti?

¿Cómo un ciego puede guiar a otro ciego?

En esta última pregunta no me refiero a una persona incapacitada de la vista sino a la persona que va por la vida sin rumbo ni propósito sin saber para qué fue traído al mundo o para donde va.

Nuestros maestros de la vida (nuestros padres) nos enseñaron lo que a ellos se les enseño también.

Recuerdo una vez pregunte a una gran mujer que si ella sabía cuál era su misión aquí en la tierra, ella una mujer luchadora, inteligente, llena de amor, extraordinaria, tuvo siete hijos y en momentos de crisis económica se las arreglaba para darles de comer a todos, siempre cuidando de ellos aun con las limitaciones que existían en aquellos años los supo sacar adelante apoyando a su esposo en todo. Tristemente me contesto: "creo que yo no tuve ninguna misión aquí en la tierra" esa respuesta fue muy triste para mí. Qué triste y vacía puede ser la vida para las personas que se pasan la vida sin reconocer cuál es su misión.

Quiero que todo el que lea este material sea capaz de encontrarse con sigo mismo, con su esencia natural interior y te invito a que lo hagas ahora.

Toma un espejo en tus manos y mírate fijamente en él;

¿Qué vez?
¿A quién vez ahí?

No mires al ser humano que siempre has pensado que eres, mira al ser que vive dentro de ti, al que no tiene nombre, al que no tiene límites para amar y ser feliz, a ese ser que está dispuesto a perdonar.

El que puede darlo todo por los demás no importa el costo. Ese ser, el espiritual que miras ahí, ese es el que verdaderamente eres.

¿Sabes porque lo puede dar todo?

Porque ese ser que vez ahí es una expresión del creador que todo lo puede, aun hasta darle vida a un ser hecho de barro y agua como tú y yo.

Ese ser creador que es como un océano inmenso y nosotros una gota de el mismo.

Por eso tu grandeza es grande como la grandeza del ser que te creo. Llámalo: Dios, Abba, Yahveh, Adonai, Jehova, Eloah, Creador, Omnipotente, Rey de reyes o simplemente llámale como tú quieras.

Fuimos echo de materia y se nos dio un espíritu el cual nos

hace tener vida, no pretendo entrar en religiones o creencias, esto lo dejo a tu criterio e inteligencia interior.
Mi intención es de invitarte a cambiar este paradigma, que lo vallas descubriendo desde tu interior.

Encuéntrate contigo mismo.

La esencia natural
del ser humano es Amor

Pero cuando se deja llevar
por pensamientos de odio y rencor.
Se corrompe
y autodestruye así mismo.

5.- LA VERDADERA ESENCIA DEL SER HUMANO

Por décadas hemos tenido una idea equivocada de quien en realidad somos, de dónde venimos y para dónde vamos. La humanidad trato de separar la materia de lo espiritual en nosotros, lo cual nos llevó al más grande error. No puede haber una experiencia de vida humana si no hay un espíritu y un cuerpo juntos.

En algunas culturas se cree que tener pensamientos malos o negativos nos convierte en personas malas otras creen que tener pensamientos malos o negativos es ofender a nuestro creador.

Según estudios científicos recientes se estima que tenemos unos 60,000 pensamientos diarios, el 90 por ciento son repetitivos y un 80 por ciento son negativos. Si esto antes mencionado fuera verdad todos fuéramos malos o seres negativos.

Esto no es nada malo simplemente así funcionamos los seres humanos nuestro cerebro es el órgano más complejo de estudiar porque ahí es donde se generan nuestros pensamientos y emociones pero depende de cómo sea tu relación con tus pensamientos así será tu experiencia de vida.

Como puedes hacer que un limón deje de dar limones si esas es su función para eso fue creado. Pero con el jugo de limón puedes hacer una dulce limonada.

Nosotros los humanos fuimos creados para poder tener una experiencia de vida al máximo, y no porque tengamos tantos pensamientos negativos quiere decir que témenos que ser negativos para todo ya que nosotros contamos con el libre albedrío, en otras palabras somos libres de decidir lo que queremos hacer y cómo queremos comportarnos. Recuerda el 80 por ciento son negativos pero tienes un 20 por ciento de pensamientos positivos.

Si lo analizamos a profundidad solo podemos llegar a la conclusión de que depende de cómo sean tus pensamientos o con qué tipo de pensamientos te relaciones así serán tus emociones las cuales te llevaran a tener ciertos comportamientos y de ahí se determinara tu desempeño en la vida tanto a nivel personal, familiar y profesional.

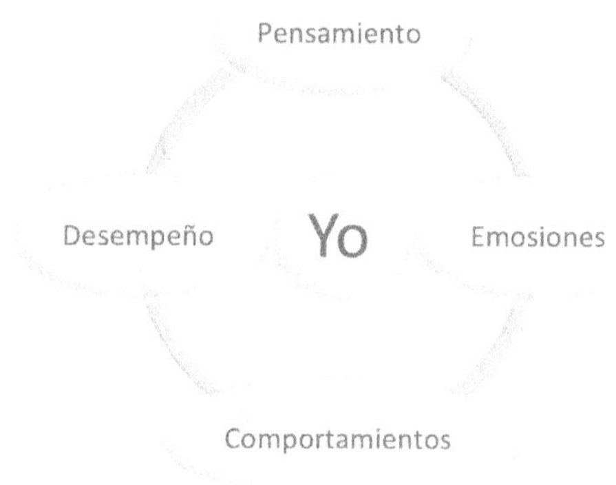

Otra idea que se nos enseñó es que lograr bienes materiales y crear fortuna en la tierra nos llevará a la felicidad, es por esto que estamos a cada segundo corriendo por alcanzar nuestras metas sin tomar en cuenta nuestro presente y si por alguna razón las cosas no salen como pensamos caemos en la desilusión o depresión.

Esto es porque por siglos la humanidad ha tenido una idea equivocada de quien en realidad somos nosotros los humanos. Nos llamaron seres terrestres como si verdaderamente fuéramos eternos en este planeta llamado tierra, y desgastamos la vida por alcanzar bienes materiales pensando que cuando los tengamos seremos felices.

¿Te ha pasado que a veces deseas tener algo como una casa, un automóvil, alcanzar una carrera profesional o algo material y piensas que cuando lo tengas ahora si serás feliz?

Pero que pasa después de que lo logras apoco tiempo sigue ese vacío en tu interior, esa emoción de felicidad desaparece y eso no es malo porque experimentar la felicidad es solo un estado temporal en cambio el bienestar psicológico es un estilo de vida porque aun estés pasando un problema o una situación difícil tu sabes que todo pasará y que vas a estar bien al final de esa situación.

Por supuesto que creo que hay un ser superior el creador de todas las cosas visibles e invisibles, y es el, el que te nos permite tener esta experiencia humana a aquí en la tierra.

Un ser que es un océano inmenso de Amor, paz, verdad y vida y tú, una pequeña gota de ese océano de amor, tú eres la expresión de amor de El aquí en la tierra.

Es por eso que tiene que quedar claro quien en realidad eres. Tu una expresión viviente en la tierra de ese ser, tú la más grande prueba de amor de él, esa es tú esencia.

Aquí quisiera recalcar que no importa lo que te haya pasado en tu infancia o lo que te hayan hecho durante tu vida pudieron lastimarte pero hay algo en ti que nadie puede tocar y eso es tu esencia porque esa esencia le pertenece solo a él. A ese ser que te dio la vida y no me refiero a tu padre o madre si no a tu creador. Al que te sostiene cuando tú ya no puedes, el que llora y sonríe contigo, **Dios, Abba, Yahveh, Adonai, Jehova, Eloah, Creador, Omnipotente.** .

Todas estas son solo palabras que no pueden alcanzar a describir lo infinito, grande y maravillo que es nuestro creador.
El no hace personas malas sino que los seres humanos nos dejamos llevar por esos pensamientos negativos que nuestro cerebro humano nos manda. Pero ten siempre en mente que tú tienes la capacidad de ignorarlos y dejarte llevar por el amor inmenso que habita dentro de ti.

Ala humanidad no le falta nada para alcanzar su máximo potencial solo le falta despojarse de sus malos pensamientos, déjalos pasar sin tomarlos en cuenta.

Es como la historia de la oruga que se vuelve mariposa, no es que se convierta en mariposa sino que solo se despoja de lo que le estorba para poder volar.

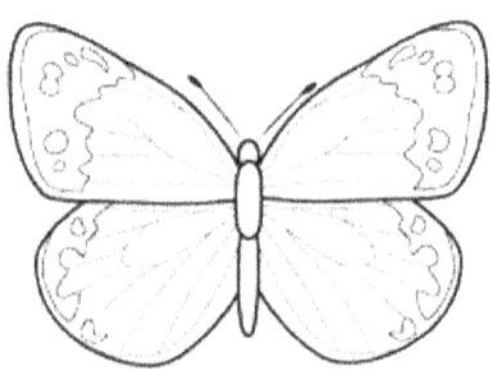

El miedo es el más grande enemigo
del ser humano.

Pero si no dejas de ser oruga,
nunca podrás abrir tus alas y volar.

Si no estás dispuesto a descubrir
quien en realidad eres,
te quedaras arrastrando por el suelo
como la oruga.

Atrévete
y volaras muy alto, tan alto
que pronto llegaras a la cima.

6.- CAMBIANDO PARADIGMAS

Como ya hablamos un poco en el capitulo 2 sobre la necesidad de cambiar algunos paradigmas pero quisiera que esto quedara muy claro que para poder alcanzar el bienestar psicológico necesario cambiar lo que siempre hemos dado por cierto y nos ha creado una limitación para realizarnos como seres humanos.

Muchos de esos paradigmas lo único que hacen es crearnos un ruido mental que nos perturba.

En el mundo solo hay una verdad absoluta y esa es de que todos nosotros somos seres espirituales teniendo una experiencia de vida aquí en la tierra y en un tiempo no muy lejano esta experiencia llegara a su final. La experiencia de vida se va en un abrir y cerrar de ojos.

Ábrete a cambiar todos esos paradigmas limitantes y a cambiarlos por otros que te ayuden a construir un futuro lleno de logros y satisfacciones ya que son solo ideas que alguien las propuso y un grupo de personas las validaron.

Te invito a hacer una lista de paradigmas, ideas o creencias que quisieras cambiar. Identifícalas y reflexiona por qué las quieres cambiar en que forma están afectando a tu vida.

____

____

____

____

____

7.- ¿DÓNDE NACEN NUESTROS PENSAMIENTOS, SENTIMIENTOS Y EMOCIONES?

El cerebro es el órgano o el aparato dentro de nuestra cabeza y es ahí donde es la cuna de todos nuestros pensamientos recuerda que nuestro cerebro manda un promedio de 60,000 pensamientos al día de los cuales el 90 por ciento son repetitivos, el 80 por ciento de los pensamientos son negativos y solo un 20 por ciento son pensamientos positivos. Pero nuestro cerebro no sabe distinguir si son malos o buenos él solamente los propone.

La mente es la encargada de dar vida a esos pensamientos, ahí es el escenario donde comienza la magia.

Cuándo la mente da vida a ese personaje qué el cerebro le propuso como un pensamiento al darle vida la mente ese pensamiento tiene una reacción en nosotros

Todo pensamiento trae consigo un sentimiento y el sentimiento puede crear una emoción la cual como lo menciono anterior va a tener una reacción en nuestro cuerpo más específico en nuestro sistema nervioso, el cual nos hace sentir fuertes o vulnerables, dependiendo la relación que yo esté teniendo con ese pensamiento, esto no tiene nada de malo es parte de nuestro sistema de sobrevivencia.

Otro paradigma que debemos cambiar es que todo sentimiento o emoción se genera en el corazón pero esto es falso, los pensamientos, sentimientos y emociones se crean en nuestro cerebro utilizando cambios hormonales en el sistema nervioso y endocrino que es el que se encarga de regular los cambios hormonales del cuerpo humano, Así lo enseñan los estudios recientes de la neurociencia

El sistema nervioso lo conforma el cerebro, tronco cerebral, cerebelo, medula espinal, sistema nervioso periférico y vegetativo.

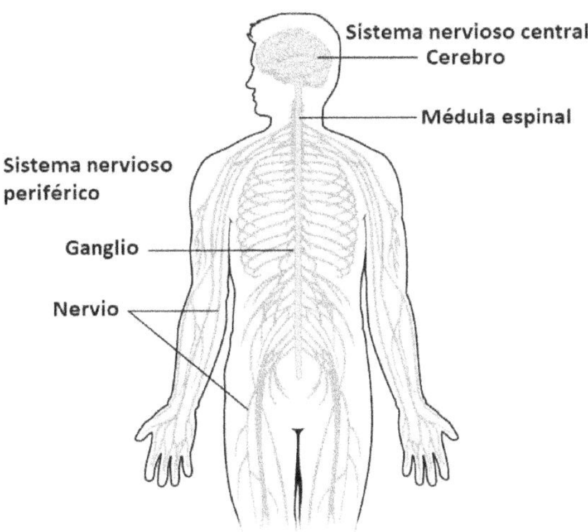

Sistema endocrino lo conforman el Hipotálamo, Hipófisis, Tiroides, Paratiroides, Suprarrenales, Páncreas, Ovarios y Testículos

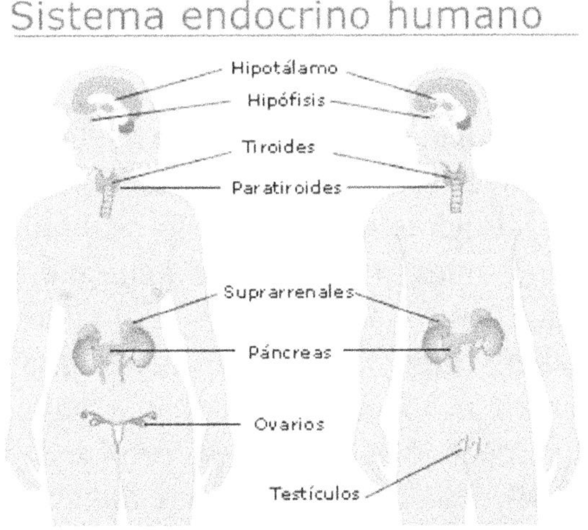

8.- PERCEPCIÓN O REALIDAD

Piensa por un momento que has logrado obtener ese diploma de la escuela que siempre has soñado, que has conseguido el trabajo que siempre has deseado, qué has encontrado tu príncipe azul o la reina de tus sueños. Has logrado en la vida lo que siempre has deseado lo tienes todo pero un día por la mañana te despiertas y sientes un vacío profundo dentro de ti que no sabes cómo llenarlo. No sabes de dónde viene o porque te sientes así, lo tienes todo pero sin embargo hay un vacío en tu interior.

¿Te avías creído la historia de que cuando lograras tener eso deseado serías feliz?

¿Entonces en donde se genera la felicidad?

¿Porque ese vacío?

A veces nosotros los seres humanos pensamos que la felicidad o el cómo nos sentimos proviene por las cosas, situaciones o personas que nos rodean, cuando en realidad todas las emociones que experimentamos se crean dentro de nosotros mismos.

Nuestro cerebro solamente es capaz de captar el 5% de toda la información que nos rodea, y de ese 5% nuestro cerebro solamente es consciente de un 10%, lo cual quiere decir que nosotros creamos nuestra realidad de solo un 0,5% de toda la información que nos rodea. Este 0,5% es lo que cada persona utiliza para saber si algo o alguien le caen bien o mal. Cuando tu cerebro manda un pensamiento él solamente está usando ese pequeño porcentaje para crear esa propuesta y está dejando de lado un 99, 5% de tu verdadera realidad.

El día a día de las personas está hecho de pensamientos, emociones, sentimientos y percepciones y es ahí donde nosotros creamos nuestra realidad, pero todo es una percepción de la persona.

Es como yo lo percibo con ese 0,5%, y de ahí lo hago mi realidad pero esto no quiere decir que sea la realidad de los demás.

Piensa por un momento en una situación que estés pasando ahora y mira con este entendimiento a esa situación que estás pasando.

¿Estas utilizando solo el 0,5% de la información?

¿La sientes en tu sistema nervioso como una realidad?

¿Estas consiente de que esto que sientes se debe a como tú lo estas percibiendo desde tu mente?

Recuerda que tú cerebro solo esta mandando la propuesta, tú mente la está percibiendo y tú eres el que le está dando esa interpretación.

Que tú la interpretes de esa forma no quiere decir que sea una verdad absoluta porque estás dejando fuera un 99,5% de información.

Esto nos pasa a todos no es solamente a ti es por eso que digo que no hay nada malo en el ser humano es simplemente reconocer qué tipo de relación estamos llevando con nuestros propios pensamientos porque recuerda que momento a momento creamos nuestra realidad y depende de cómo sea la relación con tus pensamientos así será tu experiencia de vida

Te pido que reflexiones sobre esto mencionado antes de pasar al siguiente capítulo.

9.- ¿PORQUE DEBEMOS CUIDAR LO QUE PENSAMOS Y DAMOS POR VERDAD?

Como ya lo he mencionado anteriormente cada uno de los pensamientos que damos como verdad o validamos trae consigo una reacción en nuestro cuerpo y es por eso que debemos ser muy cuidadosos en lo que pensamos y damos por verdad.

Si miramos a nuestro alrededor podemos encontrar personas que viven preocupadas y estezadas todo el tiempo, el preocuparse por alguna situación no tiene nada de malo pero se convierte en un problema cuando esta forma de relacionarnos con los pensamientos se vuelve crónica.

Las causas del estrés crónico pueden ser numerosas, pero básicamente puede decirse que son aquellas situaciones no resueltas o muchas veces son solo pensamientos negativos que se mantienen durante semanas, meses e incluso años.

Es muy fácil para estas personas preocuparse porque siempre están buscando una razón para ellas sentirse atacadas y poder excusar su estrés.

Lo peor, es que si no se controla, el estrés puede llegar a alcanzar un nivel de ansiedad patológico que ocasiona importantes trastornos en el organismo como son: Aumento de la frecuencia cardiaca, hipertensión arterial, diabetes, obesidad, problemas menstruales, alteraciones del sueño, estreñimiento, diarrea, dolores de cabeza, disfunciones sexuales, irritabilidad, cambios de humor, fatiga, sensación de debilidad, dificultad para respirar, problemas de memoria, cansancio, ataques de pánico, debilitamiento del sistema inmune y, por tanto, facilidad para contraer infecciones.

El ser humano fue creado para vivir en armonía, en paz y tranquilidad pero somos nosotros quienes alteramos las hormonas de nuestro cuerpo.

El cuerpo y todos sus órganos son regulados por el cerebro. El sistema nervioso es el encargado de conducir señales entre neuronas y coordinar así, todas las acciones del cuerpo.

Cuando la persona experimenta momento de tensión ya sea realidad o imaginario el **sistema nervioso simpático** se activa y por lo tanto, aumenta la frecuencia cardíaca, hay un cambio en las contracciones del músculo cardíaco y ensancha (dilata) las vías respiratorias para facilitar la respiración, hace que el organismo libere la energía almacenada y la fuerza muscular aumenta. A esto también se le conoce como el sistema nervioso de sobrevivencia.

Por otro lado tenemos la persona que trata de ver la vida con un perspectiva diferente un poco más positiva utilizando el 20 por ciento de los pensamientos positivos, el sistema nervioso que se activa es el **sistema nervioso parasimpático** que desacelera el corazón, dilata los vasos sanguíneos, reduce el tamaño de la pupila, aumenta los jugos digestivos y relaja los músculos del aparato digestivo.

Este sistema nervioso también comienza a funcionar cuando ya ha pasado la persona un estado de ansiedad, por lo que crea en los órganos y en el cuerpo un estado de calma cuando ha culminado el peligro.

Cuidar mucho lo que pensamos y damos por verdad juega un papel muy importante en nuestra salud y nuestro estilo de vida ya que cuando estamos estresado los niveles de cortisol se elevan afectando nuestra salud.

Los Doctores en neurología dicen que los altos niveles continuos de cortisol pueden causar que la salud de una persona comience a deteriorarse en distintos niveles causando problemas de salud al suprimir el sistema inmunológico, alterando el metabolismo y causando que la persona tenga mayores probabilidades para la diabetes, la osteoporosis, la fatiga crónica y el aumento de peso.

Recuerda lo que daña al ser humano no es lo que entra sino lo que sale de su interior.

Practicar el Perdón
La Compasión
La Caridad
ayuda a mantener
el pensamientos bajo control
y por lo tanto podemos experimentar
una mejor experiencia de vida y bienestar.

El odio y el rencor
no daña a la otra persona
si no a la persona que lo siente dentro.

10.- COMO COMENZAR A TENER UN MEJOR BIENESTAR PSICOLÓGICO

Prácticamente ya has comenzado a generar ese cambio en ti, al permitirte a entrar a este nuevo entendimiento ya has comenzado y no importa que regreses a ese piloto automático porque esto nos pasa a todos pero cuando se te presente una situación tengo la certeza de que tu inteligencia interior te va a recordar lo que hasta hoy has aprendido.

Recuerda hay dos formas de vivir la vida:

La primera es ser la ficha del juego. ¿Aque me refiero con esto? bueno es que cuando la persona vive en esta forma se convierte tan vulnerable que todo lo que pasa en su alrededor tiene un efecto directo en su vida, porque se deja llevar por las situaciones del mundo exterior creando un mundo pesimista en interior directamente desde sus pensamientos. Cuando sientas que estas aquí debes de salir lo más rápido posible, recuerda esta situación la estas creando tú mismo por medio de los pensamientos negativos que tu cerebro te está proponiendo y tú los estas validando.

La segunda es ser el jugador. En esta forma la persona decide a quien darle permiso de entrar a su vida y crear una relación de pensamientos, te ha pasado alguna vez que otra persona pretende hacer te enojar pero tu estas en un nivel de tranquilidad tan alto que no logra sacarte de ahí simplemente porque no sientes ganas de enojarte con nadie. Ese nivel de bienestar psicológico es el que debes alcanzar y si por alguna razón tú le das permiso a la otra persona de hacer enojar siempre tienes la opción de salir de ahí y regresar a tu estado natural de tranquilidad, recuerda todo está en la forma que tu percibas la situación y te relaciones con ella desde tu pensamiento.

También comienza por cambiar esos hábitos que te crean conflictos en tu interior, evitar reuniones con personas negativas, comer saludable, hacer un poco de ejercicio como caminar, practicar la meditación como el mindfulness.

Todo esto ayudara a tu sistema nervioso a irse rehabilitando y acostumbrando a esta forma nueva de vivir y alcázar una libertad en tus pensamientos.

Lograr una experiencia de vida sin limitaciones es tu decisión.

Las limitaciones que tienes que vencer son tus propios pensamientos.

Los pensamientos son solo propuestas de tu cerebro y no quiere decir que son verdad.

Las personas no tienen el control de tu vida Si tú no se los permites.

La experiencia de vida tú la construyes momento a momento.

Vive la vida en vez de pensarla.

Tu eres el creador de tu propia historia.

11.- ¿QUÉ ES EL MINDFULNESS?

Mindfulness es una técnica de meditación que consiste en observar la realidad en el momento presente en aquí y ahora, sin intenciones de juzgar y con plena apertura y aceptación.

Su objetivo es lograr un profundo estado de conciencia libre de juicios sobre nuestras sensaciones, sentimientos o pensamientos, prestar atención a lo que acontece en nuestro interior en cada momento.

Te presento algunos ejercicios fáciles de realizar en tu día a día.

Ejercicio 1: Un minuto de atención plena

Este es un ejercicio fácil que puedes hacer en cualquier momento del día y en la posición que quieras.

El objetivo consiste en enfocar toda la atención en tu respiración durante un minuto.

Mantén abiertos los ojos, respira por la nariz y que entre el aire a tu vientre en lugar del pecho y expulsa el aire que salga por la boca. Céntrate en el sonido y el ritmo de la respiración. Prepárate porque que por la mente se cruzaran otros pensamientos observa cómo se van y poco a poco trae tu atención de regreso a tu respiración, as lo mismo cada vez que esto pase. Al final del minuto estira tu cuerpo lo más que puedas y bostece por la boca.

Puedes realizar este ejercicio las veces que quieras ya que te ayuda a restaurar la mente, conseguir claridad y paz.

Este ejercicio es la base fundamental de una técnica de meditación mindfulness correcta.

Ejercicio 2: Observación consciente

Escoge un objeto. Cualquier objeto cotidiano: una taza de café, un bolígrafo, un crucifijo, una vela, etc.
Ahora permite que atraiga completamente toda tu atención este objeto.

Solo obsérvalo. Mantén tu respiración a un ritmo normal, deja que tu cuerpo se encargue de respirar.

Trae toda to atención y siente la sensación de que estas completamente despierto y consciente de que estas aquí en este momento.
Observa cómo
 la mente se libera de pensamientos y se centra en el momento presente.

Es algo sutil pero poderoso.

También puedes practicar la observación consciente con las orejas poniendo una música y cerrando los ojos. Algunas veces escuchar es mucho más potente que mirar.

Ejercicio 3: Cuenta hasta 10

Este ejercicio es muy parecido al ejercicio 1.

Solo que en este caso en lugar de centrarse en la respiración, tienes que cerrar los ojos y enfoca la atención en contar lentamente hasta 10.

Si en algún momento pierdes la concentración, debes de regresar al conteo por el número 1. En la mayoría de los casos sucede algo así:

Ejemplo: «Uno… dos… tres… tengo que comprar leche hoy. Oh, no, estoy pensando.» (Regresa) – «Uno… dos… tres… cuatro… creí que era más fácil dejar de pensar… ¡Ese es un pensamiento! Tienes que empezar de nuevo.» – «Uno… dos… tres… ahora ya lo tengo. Realmente estoy concentrando ahora…» si puedes hacerlo por uno 5 minutos cada vez que puedas.

Ejercicio 4: Observa tus pensamientos

Es difícil conseguir que cualquier persona estresada y ocupada que lleva un rápido ritmo de vida, lo abandone para enfocarlo en una corriente de pensamiento a través de la mente.

La idea de sentarse, incluso, les produce más estrés. Si eres una de esas personas, en lugar de trabajar contra la voz de tu cabeza, puedes sentarte y "observar" tus pensamientos en lugar de involucrarte en ellos.

De esta manera no conseguirás eliminarlos como en el resto de ejercicios pero es una buena técnica para disminuir su intensidad.

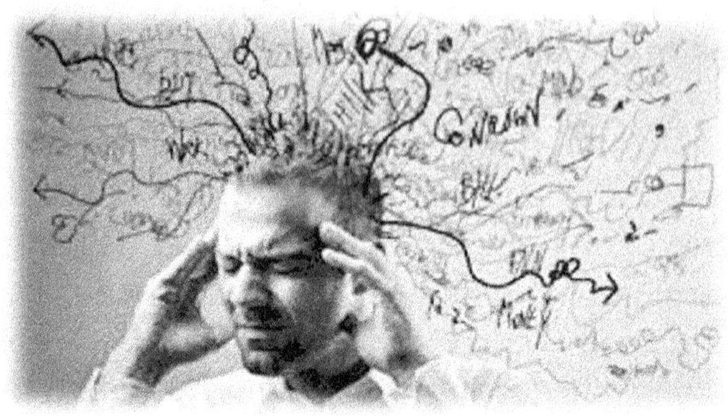

EL DEJAR DE PENSAR NO EXISTE

Es la naturaleza de la mente: pensar.
Por eso somos seres racionales.

Bienvenido a la experiencia humana.

12.- BÁJALE EL VOLUMEN A TU RUIDO MENTAL

Es necesario bajar la intensidad de tus propios juicios que haces hacia los demás y hacia ti.

Esa voz interior disfrazada de miedo, del que dirán, de hacerte sentir inferior e incapaz de lograr lo que siempre has querido, son solo pensamientos y propuestas de tu cerebro.

El ruido mental es solo un montón de pensamientos dentro de nuestra mente.

Santa Teresa de Jesús escribió sobre la imaginación como la loca de la casa, se refería al parloteo o diálogo interior de pensamiento que nos drena la energía inútilmente.

Buda hablaba de un mono que reclama nuestra atención constantemente, saltando de rama en rama, señalándonos los miedos que hay en ella, alertándonos chillando para que les hagamos caso.

Es un constante recordatorio de todo aquello pasado y todo aquello futuro que viene a desestabilizarnos, recordarnos nuestros fallos y adelantarnos nuestras catástrofes.

Salta y salta, rama a rama, pensamiento negativo a pensamiento negativo.

EL AYER ES HISTORIA,
EL FUTURO ES UN MISTERIO,
PERO EL HOY ES UN REGALO
POR ESO SE LLAMA PRESENTE

OOGWAY.

¡VIVE TU VIDA AL MAXIMO Y SIN LIMITACIONES!

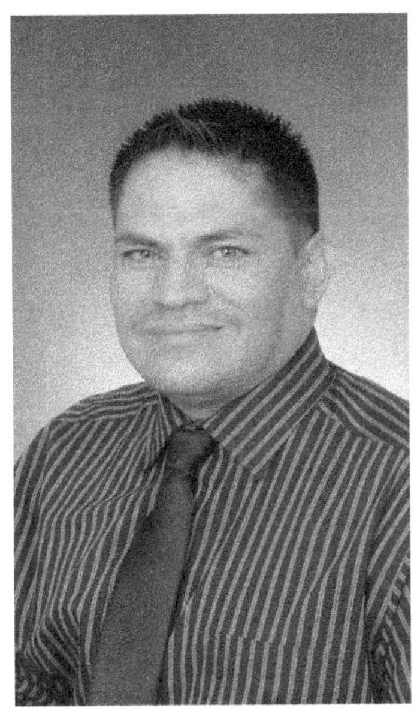

Víctor Manuel Arreola Casillas.

Originario de Jalisco México.
Emigró a los Estados Unidos
a los 14 años
Fundador de varias empresas.
Emprendedor, Agente pastoral,
Coach de bienestar
y transformación,
Escritor con la visión de ayudar y transformar vidas. Porque los seres humanos no somos cuerpos con vida, somos espíritu con un cuerpo. Teniendo una experiencia de vida.

El objetivo de este material es ayudar a entender la experiencia de vida con una perspectiva diferente. Cambiando los paradigmas que nos limitan a alcanzar nuestras metas.

Creo profundamente que todas las personas pueden lograr grandes cosas porque dentro de cada una de ellas habita un ser mucho más grande y poderoso que sus litaciones humanas ya que todos los seres humanos nos relacionamos promedio de nuestro pensamiento y ahí es donde muchas veces esta la limitación del ser humano.